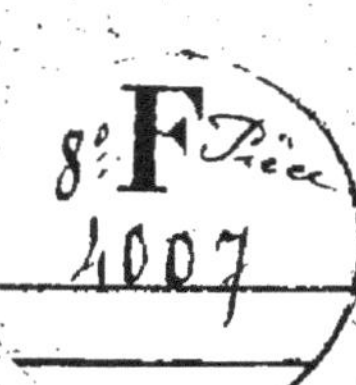

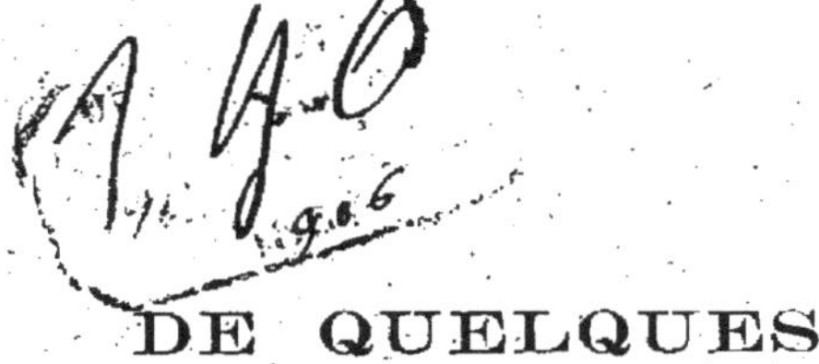

DE QUELQUES

Modifications à Apporter

A LA

LÉGISLATION DES EAUX MINÉRALES

Par le Dr G. NIVIÈRE

VICHY
IMPRIMERIE C. BOUGAREL
1906

DE QUELQUES

Modifications à Apporter

A LA

LÉGISLATION DES EAUX MINÉRALES

Par le Dr G. NIVIÈRE

VICHY
IMPRIMERIE C. BOUGAREL
—
1906

DE QUELQUES

Modifications à apporter

A LA

LÉGISLATION DES EAUX MINÉRALES

APERÇU HISTORIQUE SUR LA LÉGISLATION DES EAUX MINÉRALES

Les villes d'eaux, si fréquentées de nos jours, ont eu des débuts plus modestes. S'il est incontestable que les Romains utilisèrent les eaux minérales de notre pays pour y soigner les maladies qui étaient considérées de leur temps comme justiciables d'un traitement hydrominéral, il est non moins certain que nous ne savons pas dans quelle mesure ils avaient recours à cette thérapeutique. Seuls les établissements qu'ils construisirent nous permettent de nous livrer à des suppositions, sans que les vestiges que nous en retrouvons dans presque toutes nos grandes stations nous apportent aucun renseignement précis.

Au moyen âge les eaux minérales semblent avoir été délaissées et ce n'est guère qu'à la fin du XVIe siècle et au commencement du XVIIe qu'elles reprennent un peu de faveur. Henri IV a contribué beaucoup à la développer en créant la surintendance et les intendances des eaux minérales qu'il considère comme « chose utile et grandement nécessaire » (mai 1605). Cette création constitue toute la législation des eaux minérales pendant près de deux siècles. Le surintendant, les intendants de province, puis les intendants locaux ont mission de surveiller le captage des sources, la construction, les réparations et l'entretien des établissements, l'embouteillage, le transport et la vente des eaux minérales. Ils nomment les dépositaires d'eaux ainsi que les personnes chargées de leur transport, ils nomment les employés des établissements hydrominéraux ; ils délivrent le certificat indispensable pour suivre un traitement hydrominéral et bien qu'ils n'y soient pas expressément tenus ils soignent gratuitement les indigents. Leurs soins comprennent non seulement les soins médicaux, mais encore le traitement hydrominéral lui-même, car ils sont le plus souvent à la fois inspecteurs des eaux et directeurs des établissements thermaux.

Louis XV modifie quelque peu ce régime (25 avril 1772) Le premier médecin du roi reste toujours le surintendant des eaux minérales, mais une partie des fonctions qu'il remplissait seul est attribuée désormais à une commission qu'il préside. Cette commission est notamment chargée de la surveillance du commerce des eaux minérales et de l'analyse des eaux. Le 1er avril 1774 un arrêt du Conseil d'Etat exige que les eaux transportées soient accompagnées d'un certificat d'origine.

Louis XVI crée la Société Royale de Médecine et ordonne que « tout ce qui concerne la distribution des « eaux minérales sera soumis à l'examen de ladite « Société qui choisit des commissaires pour faire les « analyses nécessaires et se transporter sur les lieux où « leur présence sera jugée utile. » (Lettres patentes de août 1778. — Article XII.) Le Conseil d'Etat codifie les règlements en usage dans les stations hydrominérales et les prérogatives accordées aux intendants par les lettres patentes de Henri IV et de Louis XV. L'arrêt du 5 mai 1781 est en réalité la première loi française sur les eaux minérales. Outre les obligations et prérogatives que nous avons déjà mentionnées, il prescrit aux intendants d'adresser chaque année un rapport à la Société Royale de Médecine sur l'état des sources, le fonctionnement des établissements, les maladies qui y ont été soignées, le résultat des traitements suivis, etc. Il maintient la nécessité du certificat délivré par l'intendant pour qu'un malade puisse suivre un traitement, mais il autorise le malade à se faire assister par un médecin de son choix pendant que le traitement prescrit par l'intendant est appliqué ; enfin et surtout il exige une autorisation délivrée après examen par la Société Royale de Médecine pour qu'un propriétaire puisse exploiter une source d'eau minérale.

Le Directoire précise dans quelles conditions les soins doivent être donnés aux militaires blessés au service de la patrie et aux indigents et codifie de nouveau avec plus de précision encore les règlements et les lois applicables aux eaux minérales. Les militaires blessés et les indigents reçoivent désormais gratuitement les « secours des eaux minérales. » Les intendants changent de nom et deviennent les inspecteurs des eaux minérales. (Arrêté du 23 vendémiaire an VI et circulaire ministérielle du 28 prairial an VII). Les sources appartenant à la République seront désormais affermées et les produits spécialement employés tant au payement des réparations des sources et fontaines qu'à l'amélioration de ces établissements (arrêté du 29 floréal an VII).

Le Consulat ordonne la mise en adjudication à l'enchère des produits des eaux minérales appartenant à la République et divise les sources en trois classes, suivant l'importance de leurs produits. Les officiers de santé, inspecteurs des eaux, reçoivent un traitement fixe variable suivant la classe des eaux qu'ils inspectent : ils doivent fournir des rapports sur les travaux nécessaires à l'entretien ou à la réparation des sources, proposer les règlements nécessaires pour le maintien de l'ordre et la discipline de l'administration des eaux, les articles à insérer dans le cahier des charges pour assurer le nombre des agents et les objets (baignoires, combustible, etc.)

nécessaires au service des eaux ; ils sont tenus de « donner gratuitement leurs conseils et leurs soins » aux indigents admis aux eaux et ils ne peuvent se rendre adjudicataires de ces eaux, (arrêté du 3 floréal an VIII). Un second arrêté prescrit la mise en adjudication des baux à ferme des eaux minérales, bains, établissements et dépendances appartenant aux communes, spécifie que les produits de ces baux doivent être employés à l'amélioration de ces sources, bains, établissements et dépendances et que seuls les excédents disponibles après qu'il aura été satisfait à ces améliorations pourront être versés dans les caisses municipales ; les mêmes dispositions doivent être suivies pour les produits des sources minérales appartenant à la République, mais les excédents doivent être mis « à la disposition du ministre de « l'Intérieur et être par lui appliqués à l'amélioration « des eaux minérales ou aux secours aux indigents aux« quels ces eaux seront nécessaires. » Les tarifs des eaux appartenant tant aux particuliers qu'aux communes doivent être approuvés par les préfets. (Arrêté du 6 nivôse an XI).

Napoléon Ier en prohibant les maisons de jeux de hasard fait une exception pour les villes d'eaux. « Notre « ministre de la police fera pour les lieux où il existe des « eaux minérales, pendant la saison des eaux seulement. « et pour la ville de Paris des règlements particuliers sur « cette partie. » (Décret du 24 juin 1806, article 4).

Louis XVIII étend les prescriptions du Consulat relatives a l'emploi des produits du fermage des eaux, qui sont la propriété des communes, aux établissements appartenant à des départements ou à des institutions charitables. Ils devront être « spécialement employés aux « dépenses ordinaires et extraordinaires desdits établis« sements, sauf les excédents disponibles, après qu'il « aura été satisfait à ces dépenses. » Le malade peut suivre les prescriptions d'un médecin autre que le médecin inspecteur, qui n'a plus d'autre contrôle que d'assurer l'exécution de cette prescription, « sans pouvoir y mettre obstacle. » La tarification des eaux qui sont la propriété des particuliers est enlevée à l'administration et, pour la première fois, la fabrication, la vente et le débit des eaux minérales artificielles sont réglementés. (Ordonnance de police du 18 juin 1823).

Les lois de finances du 17 août 1822 et des années suivantes comprennent les rétributions imposées sur les établissements d'eaux minérales pour le traitement des médecins inspecteurs.

La deuxième République rend un décret établissant un périmètre de protection de 1.000 mètres au moins de rayon autour de chacune des sources d'eaux minérales dont l'exploitation aura été régulièrement autorisée. (Décret du 10 mars 1848).

Napoléon III promulgue une loi qui établit un périmètre de protection variable et modifiable autour des sources déclarées *d'intérêt public.* (Loi du 14 juillet 1856). Divers décrets et circulaires fixent la procédure à suivre pour obtenir la déclaration d'intérêt public et le périmètre de protection (décret du 8 septembre 1856) et déterminent les attributions des ingénieurs des mines et des médecins inspecteurs. La surveillance des ingénieurs s'arrête aux réservoirs, celle des médecins commence à ces mêmes réservoirs (circulaire du 5 octobre 1856) ; l'accès des établissements et des sources devient libre et le malade peut se traiter comme bon lui semble : « l'usage des eaux n'est subordonné à aucune per- « mission, ni à aucune ordonnance de médecin. » (Décret du 28 janvier 1860, article 15.)

La troisième République garantit les eaux minérales contre les risques que peuvent leur faire courir la recherche ou l'exploitation des mines (loi du 27 juillet 1880), supprime le traitement des médecins inspecteurs (loi du 12 février 1883) et les postes d'inspecteurs de toutes les stations importantes (arrêté ministériel du 22 juin 1889) ; rattache le service de l'hygiène publique au ministère de l'Intérieur (décret du 5 janvier 1889), impose un bureau d'hygiène aux villes d'au moins 2.000 habitants, qui sont le siège d'un établissement thermal (loi sur la protection de la santé publique, 15 février 1902) et prescrit que le Conseil supérieur d'hygiène doit délibérer sur les conditions de vente et d'exploitation des eaux minérales sur lesquelles il est consulté par le gouvernement (lois des 15 février 1902 et 29 janvier 1906).

INFLUENCE DE LA LÉGISLATION SUR LE DÉVELOPPEMENT DE L'INDUSTRIE HYDROMINÉRALE

Le court aperçu que nous venons de donner des différentes étapes qu'a dû franchir la législation des eaux minérales pour arriver à ce qu'elle est de nos jours, mis en regard du développement progressif de nos stations hydrominérales, permet de se rendre compte de la part qui revient à la législation dans ce développement.

A l'origine, les effets thérapeutiques des eaux minérales sont inconnus du public; les établissements dans lesquels ils sont utilisés sont abandonnés et subissent les caprices de la fortune ou de la santé de leurs propriétaires. Nul n'en a cure, et ce sera à une légère maladie d'Henri IV, guérie par les eaux des Pyrénées, que nous devrons le premier témoignage de la sollicitude du gouvernement pour nos sources, la création des intendants qui divulgueront les vertus curatives des eaux minérales de France.

Pendant longtemps, la difficulté des communications fera du traitement par les eaux une médication de grand luxe. Comme bon nombre de produits naturels du sol, les sources ne seront guère accessibles qu'à ceux qui vivent près du lieu où elles jaillissent ou à ceux là encore que leur richesse permet de les aller prendre sur place.

Mais, peu à peu, les grandes chevauchées guerrières de la Révolution et de l'Empire transporteront avec plus de fréquence les habitants de la France d'une extrémité à l'autre de notre pays et feront naitre le goût des déplacements ; les routes se multiplieront et rendront les voyages plus aisés et moins redoutés. Les militaires blessés et les indigents du département et des départements voisins viendront les premiers demander aux eaux minérales la guérison de leurs souffrances. Enfin la vapeur apparaîtra, les communications seront de plus en plus faciles et le développement des stations hydrominérales marchera de pair avec le développement des moyens de transport ; mais s'il en est bien ainsi d'une façon générale, il n'en est pas de même partout et c'est là qu'apparait l'influence de la législation.

Certes, en apparence, cette législation est la même pour toutes les stations : en réalité il n'en est rien et les sources appartenant à l'Etat, aux départements, aux communes et aux institutions charitables sont placées sous un régime spécial : les produits de leur fermage doivent être d'abord employés aux dépenses, tant ordinaires qu'extraordinaires, des établissements, avant qu'un centime puisse entrer dans la caisse de leur propriétaire et sauf de rares exceptions, les stations dont les sources appartiennent aux collectivités que nous venons d'énumérer, se développent plus rapidement que celles qui appartiennent à des particuliers. Ces différences de développement peuvent assurément s'expliquer en partie par la nature de certaines eaux qui comportent un plus ou moins grand nombre d'indications thérapeutiques ou qui rencontrent dans notre pays ou dans les pays étrangers un plus ou moins grand nombre d'eaux similaires ; mais, pour certaines d'entre elles, l'explication de la faveur dont jouissent les unes plutôt que les autres semble devoir être cherchée dans la façon dont furent appliquées les règles édictées par le Directoire et la Restauration.

Il fut toujours facile de dire ce qu'il convient d'entendre par *dépenses ordinaires* d'un établissement ; il a toujours été et il est encore actuellement beaucoup moins aisé d'expliquer ce que l'on doit entendre par *dépenses extraordinaires*. Aussi n'est-ce qu'à titre d'exemple qu'il est permis de citer quelques faits indiquant comment ces dernières dépenses furent comprises dans quelques stations.

En 1861 un décret prescrit la création à Vichy de plusieurs routes thermales (ces routes ont 6 kilomètres), d'un nouveau parc de 11 hectares environ, d'une église avec presbytère et d'un hôtel de ville et ordonne le rachat d'un pont à péage établi sur l'Allier (décret du 27 juillet 1861). L'article 6 de ce décret est ainsi conçu :

« La somme de cent mille francs perçue annuelle-« ment par l'Etat pour le prix de la location de l'Eta-« blissement thermal de Vichy, aux termes de la loi du « 10 juin 1853 est affectée à l'intérêt et à l'amortisse-« ment des sommes nécessaires pour l'exécution des « travaux et la réalisation des dépenses que prescrit le « présent décret. »

La construction d'un parc impliquait son arrosage, et amena « l'établissement d'une prise d'eau dans « l'Allier pour alimenter ce parc et la ville. » (Article 2 du décret du 25 décembre 1861).

L'hôtel de ville devait comprendre un bureau de poste qui fut construit séparément

Plus tard on construira un barrage et une digue destinée à retenir les eaux de l'Allier et à former une sorte de lac artificiel qui servira à embellir la station et à accroître l'agrément des baigneurs, et le service chargé de l'entretien de ces nouvelles créations relèvera des Ponts et Chaussées et portera le nom officiel de « service des embellissements de Vichy. »

Lors du renouvellement du bail de la Compagnie Fermière de l'Etablissement thermal de Vichy, l'Etat impose a son fermier l'obligation de « servir à la Ville de « Vichy une annuité de 50.000 fr. comme contribution « aux dépenses d'assainissement et de construction « d'égouts reconnus nécessaires pour assurer la salubrité « de la station balnéaire.

« Cette annuité sera versée... pendant toute la durée « de la convention » (Loi du 28 février 1898).

Plus récemment, en janvier 1906 l'Etat concède au fermier des eaux de Bourbon-l'Archambault une prolongation de son bail et lui impose l'obligation de payer à la ville une annuité de 1.500 fr. pour faire face à une partie des dépenses nécessitées par les services de l'hygiène de la station.

Ce sont là des exceptions, exceptions amplement justifiées par les dépenses occcasionnées par des services créés dans l'intérêt exclusif de la cure. Ces dépenses, en effet, n'ont rien d'analogue dans les autres communes d'égale population permanente qui ne possèdent pas d'eaux minérales, et le surcroît de recettes apporté par la population flottante a toujours été insuffisant pour les compenser.

Il ne faudrait pas croire que les annuités servies actuellement par les fermiers de l'Etat suffisent pour faire face à toutes les dépenses nécessitées par les besoins exclusifs de la cure, que ne saurait assurer les recettes du budget municipal ; il s'en faut, et de beaucoup, qu'il en soit ainsi. Peut-être pourrait-il en être autrement dans quelques stations si l'Etat appliquant les règles qu'il a observées jadis, abandonnait à la station la totalité des produits du fermage de ses eaux ; mais à Vichy, notamment les services crées en 1861 se sont développés et ont nécessité de nouvelles dépenses qu'aucune subvention nouvelle n'est venue solder ; l'État encaisse annuellement près d'un million et c'est, semble-t-il, de propos délibéré qu'il a renoncé à appliquer les lois des 29 floréal an VII, 6 nivôse an XI et l'ordonnance du 18 juin 1823.

Quoi qu'il en soit, si les *exceptions légales* que nous venons de citer ne suffisent pas pour assurer dans les stations mêmes où elles se produisent, les services nécessités par les besoins exclusifs de la cure, à plus forte raison ces services seront-ils encore moins assurés dans les stations où ces exceptions n'existent pas.

Ces services d'ailleurs furent trop souvent négligés et, en tout cas ils ne furent jamais, jusqu'à présent, suffisamment étudiés et réglementés. Pendant longtemps l'opinion publique créée par les malades, qui bénéficient des avantages offerts par les stations hydrominérales sans participer aux charges qu'ils occasionnent à la population fixe de ces stations, fut complice de l'insuffisance de l'état actuel ; mais depuis une dizaine d'années les effets d'une législation étrangère, mieux adaptée aux besoins des stations hydrominérales, a rendu ce public plus exigeant. Le médecin fut le premier confident des comparaisons désavantageuses pour notre pays, auxquelles se livrent si volontiers les personnes désœuvrées et naturellement portées, par leur état de santé, à désirer mieux que ce qu'il est possible de leur offrir ; il fut aussi rendu le premier responsable des besoins que la station ne pouvait satisfaire. Il se fit l'écho des plaintes des malades auprès des municipalités et leur demanda les améliorations qu'il jugeait nécessaires ; l'accueil qu'il reçut ne fut pas toujours bienveillant. S'il est juste de reconnaître que les municipalités de certaines stations firent de louables efforts pour satisfaire leur clientèle de malades, il faut bien avouer aussi que certains administrateurs peu au courant de ce qui se faisait à l'étranger taxèrent les médecins d'exagération, les accusèrent même parfois de se mêler de prétendus questions financières qui, d'après eux, n'étaient point de leur compétence et cherchèrent à faire croire à la population locale qu'eux seuls connaissaient exactement les besoins de la station. Mais, en réalité, ceux-là même qui combattirent les demandes des médecins reconnaissaient que le budget municipal était dans l'impossibilité de faire face aux dépenses nécessitées par les progrès de l'hygiène. Aussi, le désaccord entre les maires et les médecins fut-il toujours plus apparent que réel et uniquement entretenu par le manque d'argent ; les uns et les autres, d'ailleurs, se sont toujours appliqués à le faire cesser en cherchant à procurer aux stations les ressources qui leur manquent.

L'exposé des efforts tentés pour remédier à l'état actuel montrera les différentes phases de cette lutte pour le progrès.

CRISE DE L'INDUSTRIE HYDROMINÉRALE

EFFORTS TENTÉS POUR LA FAIRE CESSER

La crise que traverse depuis plusieurs années l'industrie hydrominérale consiste essentiellement en un arrêt de son développement ; son origine remonte toute entière au vote d'une loi spéciale aux villes d'eaux du royaume de Bohême qui oblige les municipalités de ces villes à employer, dans l'intérêt exclusif de la cure, le produit de certaines taxes perçues sur les malades. (Loi du 27 octobre 1868).

Les produits de ces taxes, qui sont assez élevées (1),

---

(1) En 1898, la kurtaxe et la musiktaxe ont rapporté, à elles seules, 800.000 fr. à une seule station. — Victor Marcé, *La Vie Communale en Bohême*, Paris, 1905.

permirent rapidement à ces municipalités d'instituer des services d'hygiène particulièrement bien entretenus et de ne négliger aucune installation susceptible d'accroître le bien-être des baigneurs ; aussi les pays voisins imitèrent-ils bientôt la Bohême et, actuellement, des taxes semblables sont perçues dans tout l'empire d'Allemagne, le royaume d'Autriche-Hongrie, l'Italie et la Suisse.

Les médecins ont signalé depuis longtemps la situation faite aux stations françaises par les effets de cette législation nouvelle ; les premiers ils ont appelé l'attention des pouvoirs publics sur la crise de l'industrie hydrominérale et recherché les remèdes à y apporter.

Dès 1886, au Congrès international d'hydrologie et de climatologie de Biarritz, le docteur Bouloumié fait une communication sur la *Police sanitaire des villes d'eaux et la dénomination des sources minérales* et demande que ces questions, sur lesquelles il désire seulement appeler l'attention du Congrès, soient mises à l'étude. Dans une série de communications sur le même sujet, tant à la Société d'Hydrologie qu'aux Congrès de Clermont-Ferrand, Liège et Grenoble, et à la Société de Médecine publique et d'Hygiène professionnelle, il revient sur la même question dont l'étude fut sanctionnée par des vœux votés par le Congrès de Grenoble.

En 1896, M. le professeur Proust, inspecteur général des services sanitaires, *représentant officiellement M. le Ministre de l'Intérieur* au Congrès d'hydrologie de Clermont-Ferrand, proclame dans son discours d'ouverture la nécessité de créer « des ressources locales uniquement « destinées à l'amélioration des établissements thermaux « et à l'hygiène de la station ».

Toute la partie du discours de l'éminent représentant du ministre qui a trait à cette question, mérite l'attention des intéressés.

« Il faut bien l'avouer, dit-il, nos concurrents de l'étran-« ger, dépensent depuis quelques années une très grande « ingéniosité pour faire prospérer leurs sources minérales ;

« leur initiative et leurs efforts s'exercent même pour des « stations dont la valeur thérapeutique est loin d'être prou- « vée ; ce sont ces perfectionnements dans ce que j'appelerai « l'outillage thermal que je voudrais vous voir répandre en « France pour les stations sérieuses.

« Il faut établir des installations plus luxueuses, s'adres- « sant à certaines catégories de baigneurs, permettre aux « rhumatisants d'accéder aux sources par des galeries cou- « vertes, les protégeant contre les intempéries du temps, « accroître et faciliter les promenades des baigneurs ainsi « que leurs moyens de repos.

« J'ai visité des stations, je parle bien entendu des « grandes stations, où de superbes et gigantesques colonna- « des permettent aux malades de digérer leur eau en plein « air, sans avoir à souffrir de la pluie.

« J'ajouterai que de certains établissements partent, au « milieu de forêts magnifiques, des chemins de piétons « pourvus de bancs très rapprochés, ainsi que des routes « de voitures, chemins et routes augmentant chaque année « grâce aux ressources de la station et dont la longueur dans « quelques-unes d'entre elles dépasse 80 kilomètres.

« Mais pour obtenir de pareils résultats on a besoin de « ressources importantes ; *ce sont ces ressources qu'il faudrait « créer chez nous*. La situation de notre budget ne permet « malheureusement pas de demander à l'Etat les ressources « nécessaires.

« Dans certaines villes de l'étranger ce sont les Munici- « palités qui grâce à la cure-taxe se procurent les moyens « d'action indispensables et pour vous montrer l'importance « de ces ressources, je vous citerai une de ces stations, il est « vrai une de celles qui sont le plus en vogue, qui depuis « quelques années se procure de cette façon une rente *an- « nuelle* qui dépasse 500.000 francs.

« Vous, Messieurs et chers Collègues, vous qui tenez en « ce moment à Clermont les grandes assises hydrologiques « et qui pouvez parler de ces questions avec l'autorité qui « s'attache à votre compétence, je voudrais vous voir re- « chercher si ce mode de ressources est compatible avec nos « mœurs françaises ou s'il faut prélever sur le jeu l'impôt « nécessaire pour l'amélioration de nos stations, c'est-à-dire « pour la guérison des malades qui vont demander aux « villes d'eaux l'amélioration de leur santé.

« Quel que soit le procédé que vous proposerez, il est un point qui me paraît indiscutable ; *chaque station sanitaire*

« *doit avoir à son budget constitué par des ressources locales* « *et uniquement destinées à l'amélioration des établissements* « *thermaux et à l'hygiène de la station.* »

Si l'on veut bien remarquer que le discours de l'honorable professeur *représentant officiellement le ministre de l'Intérieur* était prononcé le 28 septembre 1896 et que le *Ministre de l'Intérieur* avait déposé le 4 juillet de la même année, sur le bureau de la Chambre des Députés un projet de loi portant prolongation du bail de la Compagnie fermière de l'Etablissement thermal de Vichy, on admettra certainement avec nous que le gouvernement avait envisagé la nécessité pour Vichy de se procurer des ressources autres que celles qu'il lui accordait par ce projet de loi et renoncé à appliquer, comme elles l'avaient été jadis à Vichy, les lois du 29 floréal an VII, 6 nivôse an XI et l'ordonnance du 18 juin 1823 sur l'affectation des produits des eaux aux dépenses extraordinaires des établissements thermaux.

La même année, le docteur Caulet communique à la Société d'Hydrologie ses « *Remarques sur le développe-* « *ment et les traditions de quelques stations thermales* « *allemandes* » et ses études sur « *la cure-taxe et les eaux* « *minérales françaises.* »

Puis le Syndicat général des Médecins des stations balnéaires et sanitaires de France, sous l'énergique impulsion de son président M. le professeur A. Robin et de ses secrétaires généraux les docteurs Cazaux et Boursier, se saisit de la question et charge de nombreuses commissions de les étudier sous toutes les faces. Les travaux de ces commissions sont consignés dans de nombreux rapports dont les principaux méritent d'être signalés à coté de quelques études plus rares tentées en dehors du Syndicat.

Remarques sur l'état actuel de la médecine et de l'industrie thermale en France, par le Dr CAULET, 1897.

Refonte de la législation des eaux minérales, par le Dr BARADUC, 1897.

La taxe de séjour, par le Dr Belugou, 1898.

Une mission aux eaux d'Allemagne et du centre de l'Europe, par le Dr Miquel-Dalton, 1898 (non communiquée au Syndicat).

Sur l'activité déployée dans l'Europe centrale en faveur de la prospérité des stations hydrominérales, par le Dr Schlemmer. *Gazette des Eaux*, 20 juillet 1901.

Rapport sur les mesures légales à prendre pour sauvegarder l'exploitation des eaux thermales et minérales, par le Dr Bouloumié, Congrès de Grenoble, 1902.

Pour le développement de l'industrie thermale en France, par le Dr Belugou, 1903

Les villes d'eaux et la loi sur la protection de la santé publique, par le Dr G. Nivière. *Bulletin Médical*, 3 février 1904.

Des améliorations nécessaires dans l'organisation législative actuelle de la police sanitaire à l'égard des stations thermales, par le Dr Schlemmer, 1904.

Les mesures législatives à prendre pour sauvegarder l'exploitation des eaux thermales et minérales, par le Dr Bouloumié, 1904

Pétition à MM. les Sénateurs et Députés, concernant les mesures à prendre pour l'organisation du progrès de l'industrie thermale et climatique en France, par le Syndicat, 1904.

Rapport de la Commission de la Cure-taxe, par le Dr Dedet, 1905.

La Cure-taxe, par le Dr Leriche *Gazette des Eaux*, 9 mars 1905.

De leur côté, les maires ne restent pas inactifs : une *réunion des maires des villes d'eaux et des médecins du Syndicat* a lieu à Paris en Décembre 1897 et janvier 1898, et sur le rapport de M. Pipet, maire de la Bourboule, la réunion adopte le projet de M. Belugou.

Le docteur Aubel, maire de Néris, s'inspirant peut-être du discours de M. le professeur Proust, essaie de demander au jeu les ressources dont sa commune a besoin.

A la suite de l'arrêt du Conseil d'Etat du 18 avril 1902, qui approuva un arrêté de M. le Maire de Néris supprimant les jeux, beaucoup de maires de villes d'eaux cherchent à imiter le docteur Aubel ; la plupart obtiennent des subventions bénévoles ; mais ces subventions sont trop faibles pour faire face aux besoins des stations, et, quelque soit leur bonne volonté, les maires ne peuvent satisfaire aux demandes d'amélioration des services d'hygiène qui leur sont faites par les médecins.

Le rapport de M. Cruppi sur le projet de loi de M. le Ministre de la Justice concernant les jeux, fait entrevoir aux maires la possibilité de perdre les subventions bénévoles qu'ils ont eu tant de mal à obtenir. M. le Maire de Vichy prend l'initiative de réunir les maires en un Congrès afin d'étudier les mesures à prendre pour parer à cette éventualité.

En février 1905, sur l'initiative de M. Lasteyras, maire de Vichy, et de concert avec le Syndicat, se réunit à Paris le *Congrès des villes d'eaux et plages françaises*, qui groupe dans un effort commun les maires, les médecins, les directeurs d'établissements thermaux et les propriétaires ou commerçants des diverses stations hydrominérales et climatiques de France (1).

Le 14 janvier 1905, M. Emile Cère avait déposé à la Chambre des Députés un projet de loi tendant à la *création de chambres d'industrie thermale*. Ce projet provoque une étude de la part du Syndicat et donne lieu à un rapport dont nous avons eu l'honneur d'être chargé. (Mars 1905.

Sur la proposition de M. le docteur Huchard, le

---

(1) Avant de se séparer, les membres du Congrès nommèrent une *Commission exécutive* chargée d'étudier les moyens de procurer des ressources aux stations hydrominérales et climatiques. Elu membre de cette commission par les *médecins des villes d'eaux du Centre de la France*, nous avons cru devoir tenter cette étude pour répondre à la confiance dont nous avaient honoré nos confrères.

Congrès de climatologie et d'hygiène urbaine, tenu à Arcachon en avril 1905, émet le vœu qu'il soit nommé une commission extraparlementaire chargée d'étudier les intérêts des stations hydrominérales et climatiques.

Le 3 juillet 1905, M. le Ministre de l'Intérieur nomme une *Commission permanente des stations hydrominérales et climatiques de France* chargée d'étudier les intérêts de ces stations et d'être l'interprète de ces intérêts auprès du ministre.

Le *mode de recrutement d'une commission permanente* chargée des intérêts des stations sanitaires est mis à l'étude par le Syndicat et le rapport sur cette question nous est encore confié. (Décembre 1905).

Enfin, dans un troisième rapport sur les *revendications du Syndicat*, nous étudions quelle solution il convient de donner aux questions de l'inspectorat et aux questions connexes des soins à donner aux indigents et aux bénéficiaires de la gratuité concédée par les propriétaires d'établissements thermaux (l'Etat notamment) à certaines catégories de fonctionnaires.

Nous ne relaterons, ni les idées, ni les projets émis par les auteurs ou les collectivités que nous venons de citer, idées et projets que l'on trouvera exposés dans les écrits que nous venons d'indiquer. Nous nous bornerons à constater que tous arrivent à cette conclusion que le seul remède à apporter à la crise actuelle consiste à procurer aux stations hydrominérales les ressources qui leur manquent ; tous, il est vrai, ne sont pas d'accord sur les moyens à employer pas plus que sur le choix de l'assemblée qui sera chargée de gérer les ressources qui seront créées.

Nous allons exposer quels sont, suivant nous, les moyens de remédier à la crise de l'industrie hydrominérale, mais auparavant, nous tenons à déclarer que les idées que nous allons exprimer se rapprochent beaucoup des idées déjà émises par MM. Belugou et E. Cère.

Comme notre confrère le docteur Belugou, maire de

La Malou, nous croyons que les taxes à créer doivent être multiples ; comme lui, nous pensons que la matière imposable est bien celle qu'il a désignée ; nous estimons cependant que l'établissement de l'impôt doit différer quelque peu de celui qu'il a proposé.

Comme M. E. Cère nous croyons qu'un organisme nouveau doit être créé pour administrer les produits de cet impôt nouveau ; comme lui, nous pensons que cet organisme doit avoir un double rôle administratif et consultatif et que son institution doit être conforme aux principes de notre législation, mais nous estimons que les principes et les applications qu'il convient d'invoquer ne sont pas ceux qui ont présidé à la constitution des chambres de commerce.

DES MODIFICATIONS A APPORTER A LA LÉGISLATION DES EAUX MINÉRALES

Le défaut capital de notre législation est de n'avoir pas créé à côté du budget communal un budget spécial dont les recettes seraient uniquement dépensées dans l'intérêt des malades qui viennent demander à nos sources l'amélioration de leur santé. Placer les villes d'eaux sous le régime commun c'est implicitement déclarer que leur situation n'exige rien de spécial ; or les faits sont là pour démentir cette assertion.

La disproportion entre la population fixe et la population saisonnière entraîne des dépenses qui n'ont aucune analogie avec les dépenses quelconques des autres communes et l'absence de recettes propres à couvrir ces dépenses oblige les communes à négliger certains de leurs services Ce sont. naturellement, ceux qui devraient distinguer le plus les villes d'eaux des autres communes, ceux qui devraient être institués spécialement en vue de l'hygiène et du bien-être des malades qui fréquentent la station. La loi française n'en reconnaissant pas la nécessité les communes obéissent à la loi en les ignorant. Elles ne pourraient d'ailleurs faire autrement ; les ressources nécessaires ont toujours manqué à celles d'entre elles, et elles sont nombreuses, qui ont voulu l'essayer.

La nécessité de créer un budget spécial est actuellement admise par tous en France.

L'exemple de l'Etranger a montré, jusqu'à l'évidence, aux plus réfractaires, qu'il était impossible de faire autrement. Comment pourrions-nous, en effet, sans ressources nouvelles donner aux services d'hygiène de nos stations le développement que leur donnent les municipalités qui perçoivent, à leur profit, la cure-taxe ? Ce n'est plus *cinq cent mille francs par an* que cet impôt rapporte à la station à laquelle M. le professeur Proust faisait allusion en 1896, c'est *plus d'un million*, et, il faut que le public français le sache bien, la cure-taxe, malgré son nom, n'est pas le prix d'un traitement ; elle ne donne droit ni à un bain, ni à une douche, elle est payée aussi bien par ceux qui ne se soignent pas, que par ceux qui se soignent, par les domestiques et les gardes-malades des baigneurs, que par les baigneurs eux mêmes ; elle donne seulement le droit de boire aux sources, de se promener dans les parcs et d'entendre la musique en plein air et elle est due par ceux-là même qui renoncent à user de ces droits.

La loi française reconnaît la nécessité des services institués dans l'intérêt exclusif de la cure. Elle a même prévu sous le nom de dépenses extraordinaires des établissements thermaux, un budget spécial alimenté par les produits de ces établissements dans les stations dont les sources appartiennent à l'Etat, aux départements, aux communes et aux institutions charitables : mais les lois qui créent ce budget ont le tort très grave de ne point s'adresser à toutes les stations et aussi celui d'être appliquées avec trop peu de largesse de vue dans celles auxquelles elles s'adressent.

Et, cependant, le législateur a fait plus que de reconnaître la nécessité de services d'hygiène spéciaux aux villes d'eaux, il a cherché à imposer à ces villes l'hygiène dont elles ont besoin ; mais gêné par la législation financière des station hydrominérales, il n'a fait, en quelque sorte, que *souligner* les défectuosités des lois françaises

L'obligation pour les « communes d'au moins 2.000 « habitants qui sont le siège d'un établissement thermal « d'avoir sous le nom de bureau d'hygiène, un service « municipal chargé, sous l'autorité du maire, de l'appli- « cation des dispositions de la loi du 15 février 1902 » alors que les autres villes de France ne sont soumises à cette obligation que si elles ont 20.000 habitants au moins, implique bien la connaissance des besoins spéciaux d'une station hydrominérale en matière d'hygiène : mais la loi, en soumettant ces stations au régime commun, excepté en ce qui a trait à la population fixe, ne remédie en rien à la situation. Elle grève le budget communal de charges nouvelles et n'assure pas l'hygiène dont ont besoin les villes d'eaux.

Quoi qu'il en soit, la nécessité de créer un budget spécial étant admise par tous, il ne reste plus à étudier que les seuls points relatifs à sa constitution qui soient encore discutés, c'est-à-dire la nature des recettes qui doivent l'alimenter et l'administration compétente à laquelle la gestion doit en être confiée.

Les ressources à créer ne sauraient être prélevées sur la population fixe de la station ; l'exemple du passé prouve surabondamment que cette population est dans l'impossibilité de les fournir. Elles devront donc nécessairement être prélevées sur la population saisonnière et elles devront aussi, pour être équitables, frapper tous les membres de cette population dans la mesure où ils sont appelés à bénéficier des améliorations effectuées déjà ou à effectuer dans la station. Elles devront enfin les atteindre proportionnellement à leur richesse et s'adresser surtout au luxe.

Pour remplir ces multiples conditions elles ne sauraient être univoques. Elles frapperont tous les membres de la population saisonnière si elles portent sur le logement ; elles les frapperont dans la mesure où ils sont appelés à bénéficier des améliorations à apporter à la station si elles portent aussi sur le traitement ; elles les atteindront proportionnellement à leur richesse si elles sont proportionnelles aux prix de l'un et de l'autre et elles s'adresseront surtout au luxe, si ses manifestations les plus importantes sont imposées.

Les taxes à établir seront donc à peu de choses près celles que nous proposait déjà en 1898 notre confrère le Dr Belugou ; elles devront consister :

1° En un droit sur le logement ;

2° En un droit sur le traitement ;

3° En un droit sur les entrées dans les Cercles et sur les animaux, les bicyclettes et les automobiles (1), amenées par les baigneurs.

Elles ne seraient perçues que pendant la durée de la saison officielle.

De ces taxes, plusieurs existent dans les pays étrangers : taxes sur le logement et sur les animaux ; l'une est inscrite en principe dans la loi française : taxe sur les établissements ; les autres seraient à créer : taxe sur les cercles, les bicyclettes et les automobiles.

Il ne paraîtra peut être pas superflu d'indiquer comment elles pourraient être établies et perçues. Sauf les taxes sur les animaux et les bicyclettes amenés par

---

(1) La taxe sur les automobiles amenées dans la station par les baigneurs a été proposée par le docteur Salignat, à une séance de la Société des Sciences Médicales de Vichy.

les baigneurs que nous n'avons mentionnées ici que pour mémoire (les frais d'établissement de ces taxes nous paraissant devoir être tels dans les grandes stations, que leur produit deviendrait illusoire et la compétence nous faisant défaut pour apprécier leur rendement dans les petites), *toutes les taxes seraient indirectes* et payées par les logeurs en garni, les directeurs ou administrateurs d'établissements et de cercles, les propriétaires ou principaux locataires de garages d'automobiles qui les récupèreraient sur leurs clients de la même façon qu'à Paris le propriétaire d'un immeuble récupère sur son locataire l'impôt des portes et fenêtres qu'il a avancé.

Nous ne sommes pas assez documentés pour dire, dès à présent, à quel taux il conviendrait de les fixer ; mais pour mieux faire comprendre de quelle façon ces taxes pourraient être instituées, nous allons citer des exemples et indiquer des taux que nous ne choisirons que pour donner plus de clarté à nos explications.

Droit sur le logement. — Il conviendrait d'entendre par logement le prix de l'appartement ou de la chambre, abstraction faite du prix de la nourriture, qui le plus souvent fait avec le prix du logement l'objet d'un marché à forfait entre l'hôtelier et l'étranger. Cette définition étant adoptée, si dans une station hydrominérale où la saison officielle dure du 15 mai au 30 septembre, soit pendant 139 jours, nous admettons provisoirement pour la commodité du calcul que le nombre de jours pendant lequel chaque chambre est occupée est de 100, un hôtel qui possèdera 200 chambres louées 5 fr. par jour aura donc : $200 \times 100 = 20{,}000$ journées de séjour, qui, à 5 fr., représenteront une recette de 100,000 francs. Une taxe de 1 o/o sur le logement frappera cet hôtel de 1,000 fr. et l'hôtelier aura à récupérer sur la personne qui séjournera chez lui 21 jours, 1 o/o de $21 \times 5 = 105$ fr., soit 1 fr. 05 : si le taux de la taxe est de 10 o/o, la somme à percevoir et à récupérer sera 10 fois plus forte. Un hôtel de 50 chambres à 2 francs par jour, aura, si la taxe est de 1 o/o à payer : $\frac{50 \times 100 \times 2}{100} = 100$ fr. et le logeur aura à récupérer sur la personne qu'il logera chez lui pendant 21 jours : $\frac{21 \times 2}{100} =$ 0 fr 42 centimes. Si la taxe est de 10 o/o ces sommes seront 10 fois plus fortes.

Nous ne prétendons pas avoir évalué exactement le nombre moyen de journées pendant lesquelles une chambre est occupée pendant une saison, ni le prix du logement pendant une journée. Ce nombre et ce prix varient d'une station à l'autre et d'une maison à l'autre, suivant les stations et suivant les maisons. Cette évaluation d'ailleurs est de la compétence d'un contrôleur des Contributions Directes et des répartiteurs, qui seraient vraisemblablement chargés d'établir l'assiette de ces taxes, et non de la nôtre.

Droit sur le traitement. — Ce droit devrait être perçu sur tous les traitements, même ceux qui sont concédés à titre gracieux. Les indigents et la population fixe en seraient seuls exempts Dans l'hypothèse d'un droit de 5 o/o, toutes les opérations tarifées 1 fr. 95 ou au-dessous seraient frappées d'un droit de 5 cent.; celles qui coûteraient de 2 fr. à 2 fr. 95, d'un droit de 10 cent.; celles qui coûteraient de 3 fr. à 3 fr. 95 d'un droit de 15 centimes et ainsi de suite. Dans l'hypothèse d'un droit de 10 o/o, les opérations qui coûteraient 0 fr. 95 ou au-dessous, seraient passibles d'un droit de 5 centimes celles qui coûteraient de 1 fr. à 1 fr. 45 d'un droit de 10 centimes, celles qui coûteraient de 1 fr. 50 à 1 fr. 95 d'un droit de 15 centimes et ainsi de suite.

Dans les stations où les buvettes sont gratuites, celles-ci devraient être frappées d'un droit d'accès ou de statistique qui, en aucun cas, ne pourrait être inférieur à 10 centimes par personne et par mois.

Droit sur les cercles et les automobiles (1). — Il

(1) Quelques personnes mal renseignées, qui pensent à tort que tous les médecins demandent la suppression des jeux dans toutes les stations, s'étonneront de nous voir, après M. Belugou et suivant l'idée émise par

conviendrait d'entendre par cercles tous les endroits où les jeux sont légalement autorisés, quelque soit momentanément ou dans l'avenir le mode légal d'autorisation du cercle. Ce droit pourrait consister en un tant pour cent sur les droits d'entrée dans les cercles, à condition toutefois, que la taxe perçue ne soit jamais inférieure à un minimum variable, suivant la valeur locative du cercle.

M. le professeur Proust, demander l'établissement d'un droit sur les Cercles. La question des jeux dans les stations thermales ne nous a pas semblé avoir été, jusqu'ici, bien comprise; peut-être est-ce parce qu'elle n'a pas fait l'objet d'études suffisantes. Si nous en jugeons par les opinions que nous avons vu émettre autour de nous, nous constatons que la suppression des jeux n'est demandée que par quelques médecins, dont la plupart exercent dans des petites stations et quelques-uns dans des moyennes ; la grande majorité des médecins exerçant dans les grandes stations (Aix-les-Bains, Biarritz, Luchon et Vichy, tout au moins) demande le maintien et la limitation des jeux. Ils estiment, que leur suppression serait préjudiciable, non seulement à la station, mais aussi à la santé des malades. Il est hors de conteste, en effet, que les jeux contribuent au bien-être des malades par les distractions que les bénéfices qu'ils procurent permettent d'offrir à la population saisonnière. C'est bien là, semble-t-il, la raison qui incita l'Empire à faire une exception en faveur des villes d'eaux. Mais, il est une autre raison, d'ordre exclusivement médical, qui plaide en faveur du maintien des jeux dans certaines stations. Toutes les stations peuvent être appelées à compter parmi leurs malades un certain nombre de joueurs ; certaines, cependant, peuvent en compter, proportionnellement, plus que d'autres et le jeux lui-même, peut être plus nuisible à certaines catégories de malades qu'à d'autres : aussi ne doit-on pas avoir la prétention de juger tous les cas d'après une même règle, ni d'imposer aux uns un régime qui peut ne pas leur convenir, bien qu'il convienne parfaitement à d'autres.

Il serait dangereux (dans notre station tout au moins) de ne pas offrir aux joueurs, que leur santé condamne à venir boire à nos sources. un dérivatif à leur passion ; il en résulterait, certainement, que ces malades joueraient dans les hôtels et chercheraient des partenaires parmi leurs commensaux. Il est nécessaire, pour assurer le repos de ces derniers, que les joueurs puissent trouver le dérivatif dont ils ont besoin, en un lieu notoirement connu, où ils se trouveront en compagnie de personnes atteintes du même mal. Mais par contre et pour la même raison, il est mauvais, comme cela a lieu actuellement dans certaines villes, que le jeu s'étale en pleine rue et attire des gens que rien dans leur passé ne désigne comme des joueurs.

Aussi, les médecins qui demandent à ce que les jeux soient maintenus dans leurs stations, demandent-ils aussi, à ce que l'accès des jeux ne puisse être possible qu'aux seuls malades qui auront, par un acte réfléchi, affirmé leur volonté de jouer. Ce sont les conditions réalisées, ordinairement par les cercles qui admettent, dans les villes d'eaux des membres temporaires.

Comme le droit sur le traitement. le droit sur les cercles ne serait pas perçu sur la population fixe ; il serait perçu pendant la saison officielle seulement et sur les seuls membres admis temporairement dans le cercle. Un minimum de perception variable avec la valeur locative du cercle est indispensable pour que la taxe soit équitablement établie. Il pourrait se faire, en effet, que certains cercles mettent le droit d'entrée à un taux très faible qui ne représenterait pas toujours, en réalité, une base suffisante pour apprécier la force contributive du cercle. Dans l'hypothèse d'une taxe minimum de 0 fr. 50 par 1.000 francs, tout membre du cercle paierait 0 fr. 50 si la valeur locative du cercle est inférieure à 1 000 francs ; 1 fr si elle est comprise entre 1.000 et 2 000 francs, et ainsi de suite, quelque soit le droit d'entrée, si ce droit est tel que la taxe calculée sur le montant du droit soit d'un rendement inférieur.

Le droit sur les automobiles amenées par les étrangers dans la station serait établi et perçu sur les propriétaires de garages comme le droit sur le logement.

Il conviendrait que, dans les villes d'eaux où il existe des courses, l'Etat abandonne à la station le prélèvement qu'il opère sur les paris mutuels faits sur l'hippodrome L'abandon de ce prélèvement représenterait la contribution des indigents aux améliorations de la station.

L'établissement de ces taxes et la perception de leur montant pourrait être effectués par l'intermédiaire de l'administration des Contributions Directes. La gestion de leurs produits parait moins facile à attribuer. Les dénominations sous lesquelles on a proposé de les désigner ne nous renseignent guère à ce sujet ; qu'elles soient appelés en effet : *taxes saisonnières* ou *taxes de saison*, suivant que l'on envisage surtout l'époque à laquelle elles seront perçues, *taxes hydrominérales*, si l'on a principalement en vue le lieu où leur perception s'effectuera, *taxes d'hygiène* si l'on préfère attirer l'attention sur le but qui les fera établir, ces noms ne nous permettent pas de pressentir la solution de la question ; seul, le nom de *taxes municipales* qui a été également proposé semblerait nous donner une indication. Mais il convient de remarquer qu'une station ne se confond pas toujours avec une commune ; certaines, comme Bagnoles-de-l'Orne, Royat et Uriage, sont situées sur plusieurs communes ; d'autres, comme La Mouillère et Saint-Amand (Nord) n'en occupent qu'une minime partie. Aussi, ne croyons-nous pas que la station puisse être, au point de vue topographique, confondue avec la commune, et par suite, que les taxes puissent être désignées sous le nom de taxes municipales, ni gérées par un conseil municipal.

Les dépenses extraordinaires des établissements prévues pour certaines stations par les lois des 29 floréal an VII, 6 nivôse an XI et l'ordonnance du 18 juin 1823, présentent ce double caractère d'être des dépenses faites dans l'intérêt exclusif des personnes qui fréquentent la station et des dépenses soldées par des ressources fournies par les personnes qui font usage des eaux. Qu'elles soient faites en vue de l'hygiène ou en vue du bien-être des malades, elles le sont toujours dans l'intérêt de la santé des personnes qui fréquentent la ville d'eaux où elles s'effectuent. Il en est de même des taxes à établir et pour les mêmes raisons elles nous semblent devoir mériter la dénomination de *taxes sanitaires* de préférence à toute autre.

Ces taxes devant être perçues sur la seule population qui fréquente la station pendant la saison officielle leur produit doit d'après les principes de notre droit, appartenir à cette population ; et, de même que les produits de l'impôt perçu pour le compte de l'Etat sont la propriété de tous les habitants de la France et sont gérés par les représentants du peuple français, de même que les produits de l'impôt départemental ou communal sont également la propriété de tous les habitants du département ou de la commune et sont gérés par les mandataires de ces habitants, de même aussi les produits des taxes sanitaires seront la propriété de tous les membres de la population saisonnière et devront être gérés pour leur compte.

Le court séjour que fait dans la station chaque membre de cette population le met dans l'impossibilité de choisir son mandataire et l'assimile de ce fait à un mineur ou un interdit qui est incapable de gérer sa fortune et auquel la loi donne un conseil de famille. Notre législation nous offre l'exemple de collectivité assimilée aux mineurs. et il vient naturellement à l'esprit d'un médecin de songer aux malades des hôpitaux dont les biens sont gérés par une Commission administrative. Les membres des Commissions administratives des hospices sont nommés en partie par les préfets. qui représentent l'Etat, c'est-à-dire les intérêts généraux, et en partie par le Conseil municipal qui représente la commune, c'est-à-dire les intérêts locaux.

Le produit des taxes sanitaires devra être géré par une commission de ce genre. Comme dans les commissions administratives des hospices, les représentants de l'intérêt général seraient en majorité et le préfet nommerait quatre membres. Le maire de la commune représenterait les intérêts locaux ; il lui serait adjoint deux autres représentants de ces intérêts ; mais ces derniers ne sauraient être désignés par le Conseil municipal qui représente bien les intérêts locaux de la population fixe, mais non ceux de la population saisonnière. Ces représentants devraient être choisis parmi les personnes qui connaissent le mieux les besoins de cette population, c'est-à-dire parmi ceux que l'exercice de leur profession met en contact journalier avec les malades qui viennent faire une cure dans la station. Aussi les représentants des intérêts locaux autres que le maire ne sauraient-ils être élus que par les médecins que leur profession désigne comme les défenseurs naturels des malades.

Le préfet choisirait les membres dont la nomination lui est attribuée parmi les médecins, les pharmaciens, les directeurs ou administrateurs d'établissements affectés au traitement des malades, les logeurs en garni etc., mais ce choix devrait autant que possible être tel que le nombre des membres exerçant une même profession soit inférieur à la moitié du nombre total des membres de la commission et qu'un médecin exerçant pendant la saison seulement en fasse toujours partie ; ce dernier, en effet, est moins exposé qu'un autre à confondre les intérêts de la population saisonnière avec ceux de la population fixe.

Les membres de la commission administrative des taxes sanitaires seraient nommés pour quatre ans comme ceux de la commission administrative des hospices. Ils auraient les mêmes attributions que ceux de cette dernière et ils seraient notamment chargés d'assurer les soins à donner aux indigents qui viendraient faire une cure et de faciliter l'accès du traitement hydrominéral aux nécessiteux et aux malades peu aisés.

La commission devrait aussi être consultée sur toutes les questions qui intéressent les malades qui viennent se soigner dans la station, qu'il s'agisse de l'emplacement d'un édifice public ou du fonctionnement des services qui y seront installés, des modifications à apporter aux services déjà existants où à la législation des eaux minérales, etc., etc.

Elle devrait pouvoir enfin prendre l'initiative de toutes les modifications qu'elle estimerait devoir servir les intérêts des malades qui fréquentent la station.

En raison de ces multiples attributions nous la dénommerions volontiers *commission hydrominérale*.

Au-dessus d'elle et avec des attributions plus générales mais analogues, il conviendrait d'instituer un *Conseil supérieur des stations hydrominérales* qui serait composé, comme le propose M. le député Emile Cère, moitié par des représentants des stations hydrominérales élus par leurs pairs, moitié par des membres choisis parmi les hommes notoirement les plus versés dans les matières concernant les villes d'eaux.

VICHY. — IMP. C. BOUGAREL, RUE SORNIN

www.ingramcontent.com/pod-product-compliance
Lightning Source LLC
LaVergne TN
LVHW052013160826
845678LV00003B/1042

* 9 7 8 2 3 2 9 6 4 5 5 4 4 *